Basso indice glicemico 2

Deliziose ricette per una vita sana

RIEPILOGO :

- 5. Salsicce di Tolosa con lenticchie e curry di carote
- 6. Verdure e ceci vegetali
- 7. Indivia con petto di pollo gratinato
- **Idee per dessert e spuntini**
- 1. Torta al limone e acqua faba
- 2. Frullato di banana e cioccolato
- 3. Frullato di pere e cannella
- 4. Composta di corbezzolo
- 5. Frittelle dolci di avena okara
- 6. Biscotti di farina d'avena
- 7. Flan senza impasto
- 8. Frutta arrostita con spezie
- 9. Torta di grano saraceno e banane
- 10. Frullato di mele e burro di arachidi con semi di chia
- 11. Fette di mela con burro di arachidi
- 12. Palline energetiche al burro di arachidi
- **Idea menù per pasti a basso indice glicemico**

Presentazione dell'Autore: Ig Bas

Sono un autore appassionato e un forte sostenitore della salute e del benessere. Dopo aver trasformato profondamente il mio stile di vita attraverso una dieta a basso indice glicemico, ora condivido le mie conoscenze ed esperienze attraverso i libri.

In questo secondo libro, "Alimenti a basso indice glicemico: deliziose ricette per una vita sana", approfondisco ulteriormente il mio impegno per una dieta equilibrata. Basandosi sulla mia prima esperienza di successo, continuo a esplorare i vantaggi di una cucina gustosa, accessibile e rispettosa della salute.

Il suo viaggio

In seguito ad esami medici che avevano rivelato livelli preoccupanti di zucchero nel sangue, ho deciso di cambiare radicalmente il mio stile di vita. Eliminando lo zucchero e adottando una dieta incentrata su ingredienti a basso indice glicemico, camminando quotidianamente e nuotando in piscina o al mare, non solo ho perso peso, ma ho anche ritrovato energia e benessere notevoli. Il mio primo libro ha già ispirato molte persone a fare lo stesso, e questo nuovo volume è la continuazione di questo approccio.

Cosa troverai in questo libro

- Consigli pratici: consigli su come integrare queste ricette nella tua vita quotidiana e migliorare la tua salute senza rinunciare al piacere di mangiare bene.

- Guide nutrizionali: una spiegazione dettagliata di cos'è l'indice glicemico e perché è fondamentale per mantenere una buona salute.

- Ricette Gustose: Ricette facili da preparare, che spaziano dai primi piatti ai dolci, che privilegiano la diversità e il gusto rimanendo fedeli ai principi di una dieta a basso indice glicemico.

Ig Bas dedica questo libro a tutti coloro che cercano uno stile di vita più sano. Con un approccio motivante e consigli accessibili, dimostra ancora una volta che semplici scelte alimentari possono avere un enorme impatto sul nostro benessere generale.

Segui Ig Bas in questa avventura culinaria e scopri come un cambio di prospettiva sul cibo può trasformare la tua vita.

Consigli pratici per incorporare ricette a basso indice glicemico

1. Pianifica i tuoi pasti:
   - Metti da parte del tempo ogni settimana per pianificare i tuoi pasti. Questo ti permetterà di scegliere ricette a basso indice glicemico e di fare di conseguenza la lista della spesa, evitando così scelte impulsive.

2. Prepararsi in anticipo:
   - Cucina in grandi quantità e congela porzioni delle tue ricette preferite. In questo modo sarà più semplice nei giorni in cui non hai tempo per cucinare.

3. Usa gli ingredienti base:
   - Conserva nella tua cucina alimenti a basso indice glicemico, come legumi, cereali integrali, verdure fresche e noci. Avere questi ingredienti a portata di mano ti ispirerà a preparare pasti sani.

4. Modifica le tue ricette preferite:

- Adatta le tue ricette classiche sostituendo gli ingredienti ad alto indice glicemico con alternative più sane. Ad esempio, utilizza la farina di mandorle al posto della farina bianca oppure opta per dolcificanti naturali al posto dello zucchero raffinato.

5. Mangia consapevolmente:

- Prenditi il tempo per assaporare ogni boccone dei tuoi pasti. Questo non solo ti aiuterà a goderti i sapori, ma ti aiuterà anche a regolare meglio il tuo appetito.

6. Incorpora le verdure in tutti i tuoi pasti:

- Aggiungi le verdure ad ogni piatto, siano esse insalate, zuppe o piatti principali. Sono ricchi di fibre e sostanze nutritive pur avendo un impatto minimo sulla glicemia.

7. Idratarsi correttamente:

- Bere molta acqua durante il giorno (da 1,5 litri a 2 litri di acqua al giorno). Sostituisci le bevande zuccherate con infusi senza zucchero o acque aromatizzate per soddisfare la tua voglia di sapore.

8. Prepara spuntini salutari:
  - Prepara spuntini salutari come noci, bastoncini vegetariani con hummus o frutta fresca. Questo può aiutarti a evitare spuntini poco salutari.

9. Ascolta il tuo corpo:
  - Impara a riconoscere i segnali di fame e sazietà. Mangia quando hai veramente fame e fermati quando sei sazio.

10. Condividi i tuoi pasti:
  - Invita la tua famiglia o i tuoi amici a condividere un pasto preparato utilizzando ricette a basso indice glicemico. Ciò renderà l'esperienza culinaria ancora più piacevole!

Integrando questi consigli pratici nella tua vita quotidiana, potrai facilmente adottare una dieta a basso indice glicemico senza rinunciare al piacere di mangiare bene. Prendersi cura della propria salute può essere un'esperienza deliziosa e gratificante!

Cos'è l'indice glicemico e perché è fondamentale per la salute?

Qual è l'indice glicemico?
L'indice glicemico (GI) è una misura che classifica gli alimenti in base al loro impatto sui livelli di glucosio (zucchero) nel sangue dopo il consumo. Gli alimenti con un alto indice glicemico (come pane bianco, dolci e alimenti trasformati) causano un rapido aumento dello zucchero nel sangue, mentre quelli con un basso indice glicemico (come verdure, legumi e cereali integrali) causano un aumento più rapido e lento livello di zucchero nel sangue più stabile.

Ecco come viene generalmente classificato l'IG:
- IG basso: da 0 a 55
- GI moderato: da 56 a 69
- IG alto: 70 e oltre

Perché l'indice glicemico è fondamentale per la salute?

1. Controllo della glicemia:
   - Gli alimenti con un basso indice glicemico aiutano a stabilizzare i livelli di glucosio nel sangue, riducendo il rischio di picchi e cali improvvisi di zucchero nel sangue. Ciò è particolarmente importante per le persone che hanno il diabete o che stanno cercando di prevenire questa malattia.

2. Gestione del peso:
   - Gli alimenti a basso indice glicemico sono generalmente più ricchi di fibre e sostanze nutritive, il che favorisce la sazietà. Questo può aiutare a ridurre l'appetito e gli spuntini, facilitando la gestione del peso a lungo termine.

3. Energia sostenibile:
   - Consumare alimenti a basso indice glicemico aiuta a mantenere un livello di energia costante durante tutta la giornata. Ciò evita l'affaticamento legato alle fluttuazioni dello zucchero nel sangue spesso causate da cibi ad alto indice glicemico.

4. Prevenzione delle malattie croniche:

- Una dieta ricca di alimenti a basso indice glicemico è associata a un ridotto rischio di sviluppare malattie croniche, come malattie cardiache, obesità e alcuni tipi di cancro. Ciò è dovuto al miglioramento generale della salute metabolica e alla riduzione dell'infiammazione nel corpo.

5. Migliore qualità del cibo:

- Spesso gli alimenti a basso indice glicemico, come frutta, verdura, noci e cereali integrali, sono meno elaborati e contengono più nutrienti essenziali.
Integrando questi alimenti nella tua dieta, promuovi un equilibrio nutrizionale ottimale.

Suggerimenti nutrizionali per incorporare il basso indice glicemico nella dieta:

- Scegli cereali integrali: scegli cereali integrali e pasta piuttosto che prodotti raffinati.
- Consumare legumi: includi nei tuoi piatti lenticchie, fagioli e ceci per aumentare il contenuto di proteine e fibre.
- Preferire frutta e verdura: Preferire la frutta intera piuttosto che i succhi e scegliere una varietà di verdure fresche ad ogni pasto.
- Limita gli zuccheri aggiunti: evita gli alimenti trasformati ricchi di zuccheri aggiunti e impara a leggere le etichette degli alimenti.
- Bilancia i tuoi pasti: combina carboidrati a basso indice glicemico con proteine magre e grassi sani per una sazietà prolungata.

Prestando maggiore attenzione all'indice glicemico dei tuoi alimenti, puoi prendere decisioni dietetiche più informate, migliorare la tua salute generale e sperimentare una dieta più saporita e soddisfacente.

Ecco alcuni suggerimenti e trucchi per aiutarti ad abbassare l'indice glicemico dei tuoi pasti e a gestire meglio la glicemia:

Suggerimenti e trucchi per abbassare l'indice glicemico

1. Preferire cibi integrali:
   - Scegli cibi non trasformati, come verdure, frutta intera, cereali integrali e proteine denominate. Evita cibi raffinati e trasformati che spesso contengono zuccheri aggiunti.

2. Optare per i cereali integrali:
   - Sostituire il pane bianco, il riso bianco e la pasta raffinata con le loro versioni integrali (pane integrale, riso integrale, pasta integrale). Questi alimenti hanno un indice glicemico più basso e sono anche più ricchi di fibre.

3. Includi proteine e grassi sani:

 - Aggiungi fonti proteiche (come carne magra, pesce, uova, legumi) e grassi sani (come avocado, noci, olio d'oliva) ai tuoi pasti. Ciò rallenta la digestione e l'assorbimento dei carboidrati, riducendo i picchi di zucchero nel sangue.

4. Mangia cibi ricchi di fibre:

 - Aumenta l'apporto di fibre includendo verdure, frutta, semi e legumi nella tua dieta. La fibra aiuta a rallentare l'assorbimento dei carboidrati e a stabilizzare i livelli di zucchero nel sangue.

5. Non saltare i pasti:

 - Mangiare regolarmente durante il giorno per evitare cali di zucchero nel sangue che possono causare voglia di zucchero. Pasti equilibrati e spuntini salutari mantengono stabili i livelli di energia.

6. Usa dolcificanti naturali:

 -Se hai bisogno di un po' di dolcezza, opta per dolcificanti naturali come la stevia o lo sciroppo d'acero in piccole quantità, piuttosto che lo zucchero raffinato.

7. Scegli i metodi di cottura:

- Prepara il cibo cuocendo al vapore, al forno, allo spiedo o alla griglia, invece di friggerlo. Questi metodi aiutano a preservare i nutrienti ed evitano i grassi aggiunti che possono influenzare negativamente il livello di zucchero nel sangue.

8. Evitare di mangiare velocemente:

- Prenditi il tempo per mangiare e assaporare ogni boccone. Questo aiuta a regolare meglio l'appetito ed evitare di consumare troppi carboidrati in breve tempo.

9. Focus sulle verdure crude:

- Mangiare verdure crude o leggermente cotte (ad esempio al vapore) può aiutare ad abbassare l'indice glicemico degli alimenti che mangi. La cottura prolungata può aumentare l'IG di alcuni alimenti.

10. Presta attenzione alle porzioni:

- Limita le dimensioni delle porzioni, in particolare gli alimenti con un indice glicemico più elevato. Anche i cibi sani possono avere un impatto sul livello di zucchero nel sangue se consumati in eccesso.
11. Idratati:

- Bevi molta acqua ed evita le bevande zuccherate.
L'idratazione aiuta a mantenere un metabolismo sano e a
regolare il desiderio di zucchero.

12. Aggiungi le spezie:
- Alcune spezie come cannella, curcuma e zenzero
possono aiutare a regolare i livelli di zucchero nel
sangue. Incorporati nei vostri piatti per aggiungere
sapore e ulteriori benefici.

Implementando questi suggerimenti e trucchi, puoi
modificare la tua dieta per favorire scelte sane e a basso
indice glicemico, contribuendo a stabilizzare il livello di
zucchero nel sangue e migliorare il tuo benessere
generale.

Ecco un elenco di fonti proteiche salutari che puoi incorporare nella tua dieta per stabilizzare il livello di zucchero nel sangue e migliorare la tua salute:

Fonti di proteine da consumare

1. Carni magre:
   - Pollo (petto, coscia senza pelle)
   - Nella religione
   - Manzo magro (tipo filetto o controfiletto)
   - Maiale (filetto mignon)

2. Pesce e frutti di mare:
   - Salmone (ricco di omega-3)
   - Trota
   - Sardine
   - Sgombro
   - Gamberetto

3. Uova:
   - Uova intere o albumi, un'ottima fonte di proteine di alta qualità.

4. Legumi:
   - Lenti
   - Ceci
   - Fagioli neri
   - Fagioli rossi
   - Fagioli (come fagioli bianchi o fagioli selvatici)

5. Prodotti lattiero-caseari:
   - Yogurt greco (preferibile senza zuccheri aggiunti)
   - Fiocchi di latte
   - Latte (o latte vegetale arricchito di proteine)

6. Noci e semi:
   - Mandorle
   - Anacardi
   - Noce
   -Semi di Chia
   - Semi di lino
   - Semi di girasole

7. Sostituti della carne:
   - Tofu (ricco di proteine e versatile)
   - Tempeh (fonte di soia fermentata con migliore
digeribilità)
   - Seitan (a base di glutine di grano, ricco di proteine)

8. Cereali integrali:
   - Quinoa (considerato un cereale integrale e una buona
fonte di proteine)
   - Avena (soprattutto quella integrale)

Suggerimenti per integrare più proteine nella dieta:

- Aggiungi i legumi alle tue insalate e zuppe.
- Preparare frittate con verdure e spezie per la colazione.
- Scegli snack a base di yogurt greco con frutta e noci.
- Optare per il pesce almeno due volte a settimana.
- Esplora piatti a base di tofu o tempeh (prodotto
alimentare a base di semi di soia fermentati, è una ricca
fonte di proteine, nota per i suoi numerosi benefici
nutrizionali) marinando e grigliando.

Incorporando queste fonti proteiche nella tua dieta, non solo promuoveremo un migliore controllo dello zucchero nel sangue, ma fornisci anche al tuo corpo i nutrienti necessari per una salute ottimale.

Ecco alcune idee per antipasti gustosi adatti a un basso indice glicemico (basso IG)

Ecco una ricetta per l'insalata di quinoa e verdure con proporzioni precise per ogni ingrediente:

Insalata di quinoa e verdure

Ingredienti per 4 persone:

- 200 g di quinoa cruda o bulgur (circa 600 g cotti)
- 1 peperone rosso, tagliato a dadini
- 1 peperone giallo, tagliato a dadini
- 1 peperone verde, tagliato a dadini
- 1 cetriolo, tagliato a dadini
- 200 g di pomodorini, tagliati a metà
- 1 avocado tagliato a dadini (facoltativo)
- 3 cucchiai di succo di limone (circa 1 o 2 limoni)
- 4 cucchiai di olio d'oliva
- Sale e pepe a piacere

- 1/2 tazza di erbe fresche (prezzemolo o coriandolo),
tritate

Preparazione:

1. Cottura della quinoa:
   - Sciacquare la quinoa sotto l'acqua fredda per
eliminare il suo sapore amaro.
   - In una pentola portate a ebollizione 600 ml di acqua
(o 2 parti di acqua per 1 parte di quinoa).
   - Aggiungere la quinoa e un pizzico di sale. Ridurre il
fuoco a medio-basso, coprire e cuocere a fuoco lento per
circa 15 minuti, o finché l'acqua non viene assorbita e la
quinoa diventa tenera.
   - Togliere dal fuoco, lasciare riposare per 5 minuti,
quindi sgranare con una forchetta.

2. Preparazione delle verdure:
   - Mentre la quinoa cuoce, preparate i peperoni, il
cetriolo, i pomodorini e l'avocado (facoltativo). Metteteli
in una ciotola capiente.

3. Assemblare l'insalata:

   - Aggiungere la quinoa cotta e raffreddata alle verdure nella ciotola.

   - Condire con succo di limone e olio d'oliva. Condire con sale e pepe.

   - Aggiungere le erbe fresche tritate e mescolare delicatamente per amalgamare bene tutti gli ingredienti.

4. Servire:

   - Conservare l'insalata in frigorifero per circa 30 minuti prima di servire per consentire ai sapori di amalgamarsi, oppure servire immediatamente.

 Suggerimenti:
- Puoi aggiungere altri ingredienti secondo i tuoi gusti, come olive, ravanelli, noci o semi per una maggiore croccantezza.
- Questa insalata è perfetta per un pasto leggero, come contorno o per un picnic.

Godetevi la vostra insalata di quinoa e verdure!

Insalata di bulgur con verdure

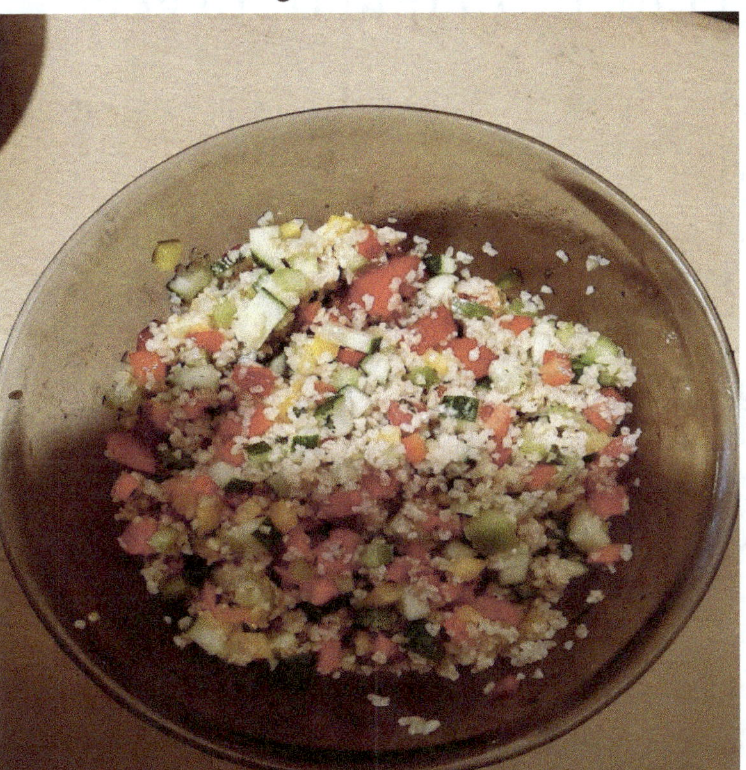

Polpette di quinoa di ceci

Sorprendente ! Questa ricetta con quinoa e ceci è meglio della carne! Ricetta di ceci ricca di proteine! [Vegano]

Ingredienti:
240 g di ceci in scatola
90 g (1/2 tazza) di quinoa sciacquata
60 g di noci tritate
1 cipolla
2 spicchi d'aglio
2 metà di peperone 1 rosso e 1 giallo oppure 1 intero a vostra scelta

Istruzioni:
 1a Cottura della Quinoa:
 Sciacquare bene la quinoa e metterla in una pentola con acqua (rapporto acqua/quinoa 2:1).
 Cuocere per circa 15 minuti fino a quando sarà completamente cotto e pieno di bolle. Scolare l'acqua in eccesso e mettere da parte.

2° Preparare i ceci:
Scolate i ceci e schiacciateli con una forchetta in una
ciotola capiente. Puoi anche usare un robot da cucina
per ottenere una consistenza più liscia.

3° Rosolare la cipolla e l'aglio:
In una padella leggermente unta d'olio, far rosolare la
cipolla affettata a fuoco medio fino a renderla morbida
(circa 3-4 minuti).
Aggiungere l'aglio tritato e i semi di cumino e cuocere
per un altro minuto finché non diventano fragranti.

4. Mescolare gli ingredienti:
Nella ciotola con la purea di ceci, aggiungere la quinoa
cotta, la cipolla e l'aglio saltati, le noci tritate, il
pangrattato (o le briciole di ceci) e il lievito alimentare
(se utilizzato).

Condire con peperoni dolci, erbe essiccate, scaglie di
peperoncino coreano (opzionale) e sale a piacere.
Mescolare bene il tutto finché tutti gli ingredienti non
saranno ben amalgamati.

5. Formare le palline:
Preriscaldare il forno a 180°C (350°F).

Ungere leggermente o rivestire una teglia con carta da
forno.
Con le mani formare delle palline da 30 g di composto e
adagiare sulla teglia preparata.
Spruzzare o spennellare leggermente le palline con olio
per farle diventare croccanti in forno.

6. Cucina:
Cuocere per 15 minuti o fino a quando le palline
saranno dorate e leggermente croccanti all'esterno.

Suggerimenti per la presentazione:
Con salsa: servire con yogurt senza latticini, panna o
salsa di pomodoro piccante.

Con insalata: Servire con una fresca insalata verde per
un pasto completo e nutriente.
Spuntino o antipasto: da gustare come spuntino ricco di
proteine o come antipasto con salsa.

polpette di quinoa/bulgur, ceci, peperoni

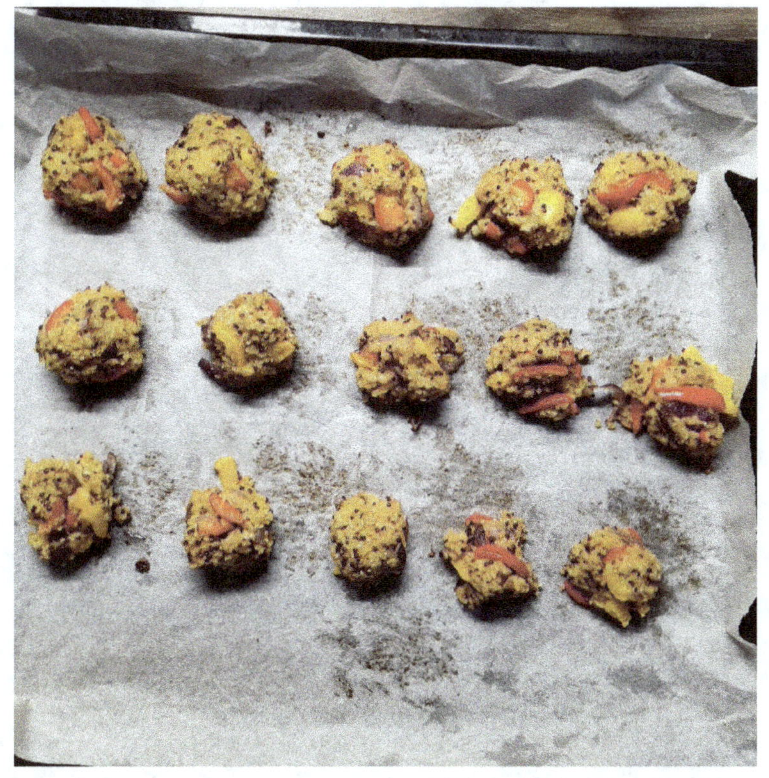

Consigli di cucina:

Quinoa: assicuratevi che la quinoa sia ben scolata per evitare un eccesso di umidità nel composto.

Consistenza: per un composto più omogeneo, utilizzare un robot da cucina per macinare i ceci e frullare gli ingredienti.

Condimento: aggiustare il condimento a piacere; aggiungere ulteriori scaglie di peperoncino per aggiungere calore o aumentare le erbe essiccate per più sapore.

Benefici nutrizionali:
Alto contenuto di proteine: ceci, quinoa e noci sono un'ottima fonte di proteine vegetali.

Ricco di fibre: favorisce una sana digestione e ti mantiene sazio più a lungo.
Vitamine del gruppo B: il lievito alimentare fornisce il sapore del formaggio aggiungendo preziose vitamine del gruppo B.

Informazioni dietetiche:

Senza glutine: utilizzare briciole di ceci o pangrattato senza glutine.

Senza latticini e vegana: questa ricetta è naturalmente priva di latticini e al 100% di origine vegetale.

Magazzinaggio:

Refrigerare: conservare gli avanzi in un contenitore ermetico in frigorifero per un massimo di 3 giorni.
Riscaldamento: scaldarli in forno a 180°C per 10-12 minuti per mantenere la croccantezza.

Perché adorerai questa ricetta:

Facile da preparare: Con semplici passaggi e ingredienti, è molto facile da preparare.

Nutriente e saziante: un'alternativa sana e ricca di proteine alle tradizionali polpette.

Versatile: servirli in modi diversi per pasti diversi.

Conclusione:

Queste polpette di ceci e quinoa arrostiti sono
un'aggiunta deliziosa e nutriente alla rotazione dei pasti.
Che tu stia cercando un piatto principale salutare o uno
spuntino salutare, queste porzioni ricche di proteine ti
soddisferanno. Provali con la tua salsa preferita e goditi
un'esplosione di sapore e nutrimento!
Fonte di proteine.

Ecco una ricetta semplice e deliziosa per la salsa allo yogurt, salata o dolce. Questa salsa è leggera e ricca di sapore, perfetta per accompagnare i vostri pancakes.

Salsa allo yogurt

Ingredienti:
- 250 g di yogurt naturale (naturale, greco o vegetale)
- 1 cucchiaio di succo di limone
- 1 spicchio d'aglio tritato o pressato (facoltativo)
- 1 cucchiaino di cumino in polvere o paprika (aggiustate a vostro piacimento)
- 1 cucchiaio di olio d'oliva
- Sale e pepe a piacere
- Erbe aromatiche fresche (come menta, prezzemolo o coriandolo), tritate finemente (opzionale)

Istruzioni:

1. Mescolare gli ingredienti:
   - In una ciotola, aggiungere lo yogurt naturale, il succo di limone, l'aglio tritato, il cumino (o la paprika) e l'olio d'oliva.
   - Mescolare bene fino ad ottenere una consistenza omogenea.
2. Stagione:
   - Aggiungere sale e pepe a piacere. Se lo si desidera, aggiungere anche erbe fresche tritate per un gusto più fresco.

3. Refrigerare:
   - Lasciare riposare la salsa in frigorifero per circa 15-30 minuti prima di servire. Ciò consentirà ai sapori di amalgamarsi tra loro.

4. Servire:
   - Servite la salsa allo yogurt con i vostri biscotti caldi. Può essere utilizzato anche come salsa per altri piatti

Varianti:

- Spezie: puoi sperimentare altre spezie come curry, timo o aneto.
- Aggiunte: Per una salsa più liscia, aggiungere un po' di crema di formaggio o feta sbriciolata.

Questa salsa allo yogurt non solo è facile da preparare, ma aggiunge anche un tocco rinfrescante e gustoso ai vostri tortini. Buon appetito!

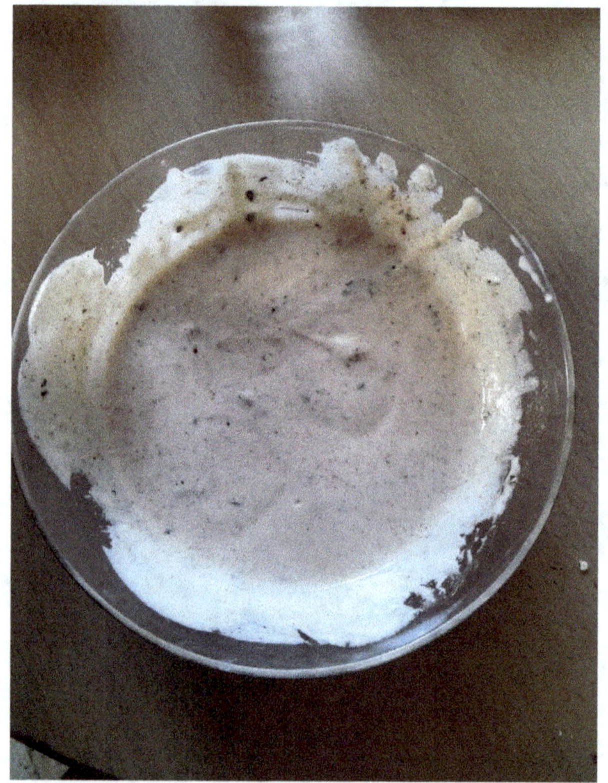

La salsa allo yogurt è un ottimo accompagnamento, ma è importante conservarla correttamente per preservare la freschezza e la sicurezza alimentare. Ecco alcuni suggerimenti per la conservazione:

Conservare la salsa allo yogurt

1. Refrigerazione
   - Durata: La salsa allo yogurt si conserva generalmente
in frigorifero dai 3 ai 5 giorni.
   - Confezione: riporre la salsa in un contenitore
ermetico per evitare di assorbire gli odori degli altri
alimenti nel frigorifero. L'ideale è un barattolo di vetro o
un contenitore di plastica chiuso.

2. Congelamento (facoltativo)
   - Se volete conservare la salsa più a lungo, potete
congelarla. Tuttavia, la consistenza potrebbe cambiare
leggermente dopo lo scongelamento.
   - Durata: Nel congelatore la salsa si conserva fino a 2
mesi.

   - Confezione:
Utilizzare un contenitore ermetico o dei sacchetti per il
congelatore. Lascia un po' di spazio affinché lo yogurt si
espanda mentre si congela.

3. Sbrinamento

-Per utilizzare la salsa congelata, scongelarla in frigorifero per alcune ore o durante la notte. Evitare lo scongelamento a temperatura ambiente per ridurre il rischio di crescita di batteri.

4. Segni di scadenza

- Prima di consumare la salsa allo yogurt, verificare la presenza di segni di deterioramento, come odore sgradevole, consistenza insolita o presenza di muffe. Se avete dubbi è meglio non consumarlo.

Ulteriori suggerimenti
- Evitare la contaminazione: utilizzare sempre utensili puliti per servire la salsa per evitare di contaminare il resto del composto.
- Spezie ed erbe aromatiche: se aggiungi erbe fresche o ingredienti che possono andare a male rapidamente, è meglio aggiungerli appena prima di servire la salsa.

Seguendo questi consigli potrai gustare la tua salsa allo yogurt garantendone freschezza e sicurezza.

Ecco alcune idee per piatti a basso indice glicemico (basso IG sia con che senza carne o pesce:

Pollo al curry e verdure

- Ingredienti:
  - 500 g di petti o cosce di pollo, tagliati a pezzi
  - 1 cipolla tritata
  - 2 carote, tagliate a fette
  - 1 zucchina, tagliata a cubetti
  - 400 ml di latte di cocco
  - 2 cucchiai di pasta di curry (a piacere)
  - Olio d'oliva
  - Sale e pepe

- istruzione:
  1. In una padella, scaldare l'olio d'oliva e friggere la cipolla fino a renderla traslucida.
  2. Aggiungi il pollo e cuoci fino a doratura
  3. Aggiungi le verdure, la pasta di curry e il latte di cocco. Lasciar cuocere per 20 minuti. Servire caldo.

Pollo al curry con verdure (qui con più liquido)

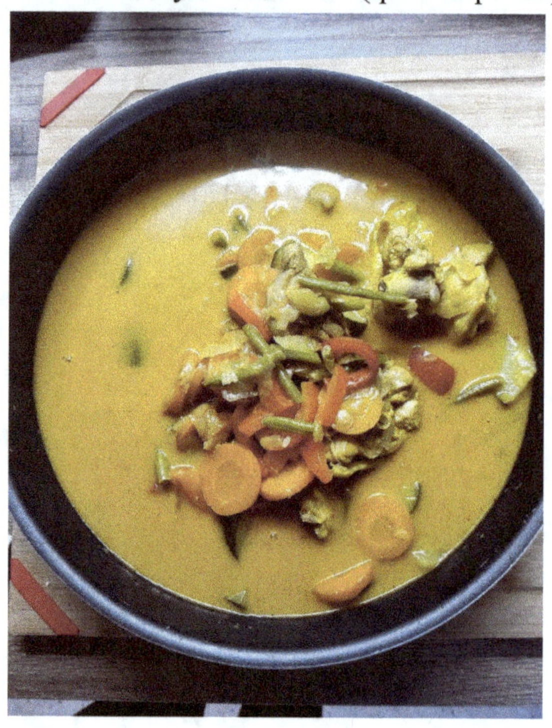

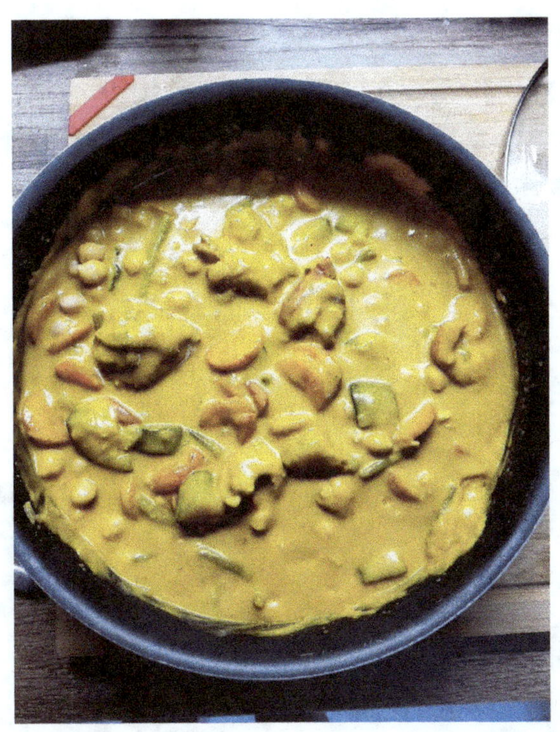

stessa ricetta con i ceci

Ecco una deliziosa ricetta di melanzane ripiene a basso indice glicemico. Questa ricetta utilizza ingredienti sani e saporiti per creare un piatto sostanzioso e nutriente.

Melanzane ripiene a basso indice glicemico

Ingredienti per 4 persone
- 2 melanzane grandi
- 200 g di carne magra macinata (manzo, pollo o tacchino) o proteine vegetali come tofu sbriciolato
- 1 cipolla media, tritata
- 2 spicchi d'aglio, tritati
- 1 peperone verde rosso, tagliato a dadini
- 200 g di pomodori pelati (in scatola o freschi)
- 1 cucchiaino di erbe di Provenza (o altre erbe come timo o basilico)
- 50 g di formaggio grattugiato (facoltativo, per guarnire)
- Sale e pepe a piacere

- 2 cucchiai di olio d'oliva
- Facoltativo: 1 zucchina grattugiata o altra verdura a
vostra scelta
- Prezzemolo fresco per guarnire

Istruzioni:

1. Preriscaldare il forno:
   - Preriscaldate il forno a 180°C (350°F).

2. Preparazione delle melanzane:
   - Lavate le melanzane e tagliatele a metà nel senso
della lunghezza. Utilizzando un cucchiaio, eliminate con
cura la polpa per creare delle barchette. Prenota la polpa
delle melanzane in una ciotola.

3. Cottura del ripieno:
   - In una padella capiente, scaldare l'olio d'oliva a fuoco
medio. Aggiungere la cipolla tritata e l'aglio tritato.
Friggere fino a quando diventa traslucido.
   - Aggiungere la carne macinata (o il tofu) e cuocere
fino a doratura e cottura. Se usi altre verdure come le
zucchine, aggiungere in questo momento per cuocere.

- Incorporare la polpa delle melanzane tenuta da parte, i peperoni tagliati a dadini e i pomodori schiacciati. Aggiungere le erbe di Provenza, sale e pepe. Cuocere a fuoco lento per circa 5-10 minuti, finché la carne non sarà ben amalgamata e cotta.

4. Farcire le melanzane:
   - Riempire ciascuna metà di melanzana con il composto di ripieno, compattando leggermente.

5. Cottura:
   - Disporre le melanzane ripiene in una pirofila. Se lo si desidera, cospargere il formaggio grattugiato sopra. Aggiungere un po' d'acqua sul fondo della pirofila per mantenere umide le melanzane durante la cottura.
   - Cuocere per circa 25-30 minuti, o fino a quando le melanzane saranno tenere e la parte superiore sarà leggermente dorata.

6. Guarnizione:
   - Prima di servire, spolverate con prezzemolo fresco tritato per aggiungere colore e freschezza.

Suggerimenti:
- Varianti: Potete sostituire la carne con dei legumi
(come le lenticchie) per una versione vegetariana.
- Accompagnamento: servire con insalata verde o quinoa
per completare il pasto.

Queste melanzane ripiene non sono solo deliziose, ma
anche sane e soddisfacenti. Godetevi questo piatto
gustoso e nutriente!

Melanzane ripiene

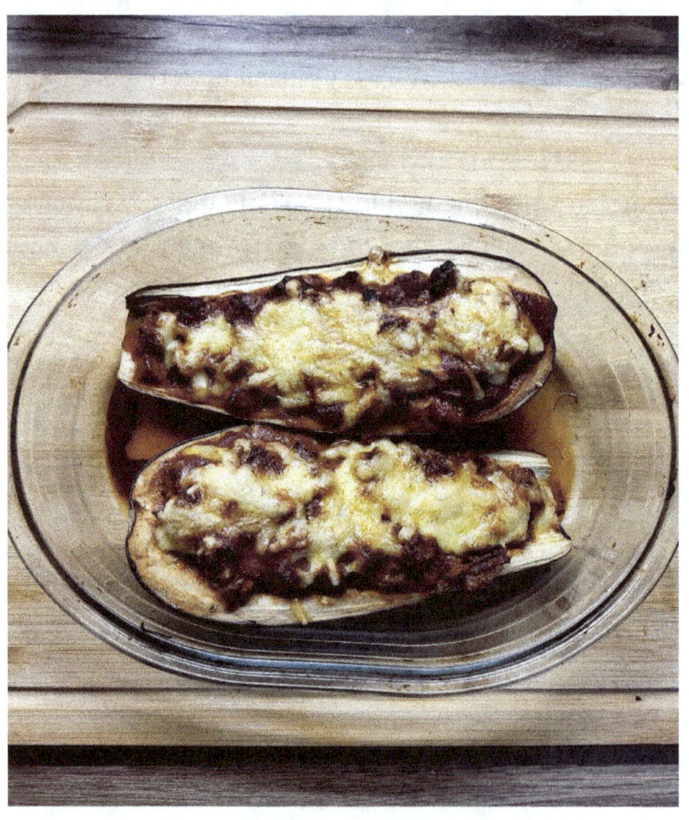

Polpette Di Pesce Speziate

- Ingredienti: circa 2 persone
  - 300 g di filetto di pesce bianco (merluzzo, merluzzo giallo, ecc.)
  - 1 uovo
  - 1 cucchiaio di farina di mandorle o di cocco
  - 1 cucchiaino di cumino in polvere
  - 1 cucchiaino di paprika
  - Sale e pepe
  - Olio d'oliva per cucinare

- Istruzioni:

1. Impastate il pesce con l'uovo, la farina, le spezie, il sale e il pepe fino ad ottenere una pasta omogenea.

2. Formare delle palline e cuocerle in padella con un filo d'olio finché non saranno dorate su ogni lato. Servire con salsa allo yogurt e verdure.

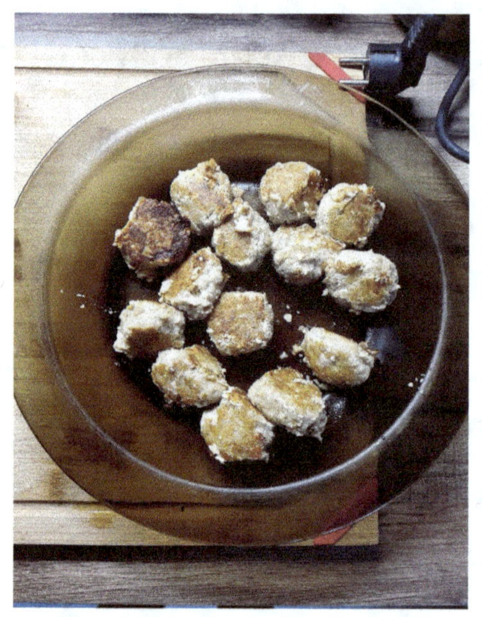

polpette di pesce di farina d'avena

Se stai cercando di sostituire la farina di mandorle nelle polpette di pesce speziate, ci sono diverse opzioni che possono mantenerne la consistenza e il sapore. Ecco alcune alternative:

1. Farina di cocco
- Descrizione: La farina di cocco è un'ottima alternativa, in particolare per le ricette a basso indice glicemico. È ricco di fibre e proteine, ma l'assorbimento dei liquidi è maggiore, quindi usa un po' meno della quantità di farina di mandorle.
- Utilizzo: iniziare con 1/4 della quantità necessaria di farina di mandorle e aumentare se necessario.

2. Farina Di Ceci
- Descrizione: La farina di ceci è ricca di proteine e fibre, con un gusto leggermente nocciolato, che si sposa bene con le polpette di pesce.
- Utilizzo: Sostituire la farina di mandorle con la stessa quantità di farina di ceci.

3. **Farina d'avena**
- Descrizione: la farina d'avena ha un IG moderato, ma è abbastanza nutriente e può essere utilizzata per legare gli ingredienti nelle polpette di pesce.
- Utilizzo: Utilizzare la stessa quantità della farina di mandorle. Se necessario, assicurati che sia senza glutine.

4. **Semola Integrale (o Farina Integrale)**
- Descrizione: Se il glutine non è un problema, la semola integrale è una buona opzione per dare una consistenza gradevole alle polpette.
- Utilizzo: Sostituire con la stessa quantità della farina di mandorle.

5. **Farina Di Grano Saraceno**
- Descrizione: Ricca di proteine e priva di glutine, la farina di grano saraceno ha un sapore leggermente terroso, che può aggiungere un tocco interessante ai tuoi gnocchi.
- Utilizzo: Utilizzare la stessa quantità della farina di mandorle.

6. Panko o briciole di pane integrale
- Descrizione: Se stai cercando una consistenza croccante, il panko o il pangrattato integrale possono funzionare, anche se non sono particolarmente a basso indice glicemico.
- Utilizzo: Sostituire la farina di mandorle con una quantità equivalente.

Un'altra ricetta base per le polpette di pesce con spezie

Ingredienti: 4 persone circa
- 500 g di pesce (ad esempio merluzzo o salmone), sbriciolato
- 1/2 tazza di farina di mandorle o alternativa
- 1 uovo
- 1 cucchiaio di prezzemolo fresco tritato
- 1 cucchiaino di cumino in polvere
- 1 cucchiaino di paprika
- 1 spicchio d'aglio, tritato
- Sale e pepe a piacere
- Olio d'oliva per cucinare

Istruzioni:
1. In una ciotola capiente, unisci il pesce in scaglie, la farina (a tua scelta), l'uovo, le erbe aromatiche, le spezie, l'aglio, il sale e il pepe.
2. Formare delle palline con il composto, rotolandole tra le mani.

3. In una padella, scaldare un filo d'olio d'oliva a fuoco medio.

4. Cuocere le polpette fino a doratura su entrambi i lati (circa 4-5 minuti per lato).

5. Servire caldo con salsa allo yogurt o salsa di pomodoro.

Queste alternative vi permetteranno di realizzare delle deliziose polpette di pesce mantenendo una buona consistenza e un sapore apprezzabile. Buon appetito!

La salsiccia di Tolosa accompagnata dal curry di lenticchie e carote per un pasto completo e gustoso. Ciò aggiungerà un'ulteriore fonte di proteine e migliorerà i sapori del piatto. Ecco come puoi incorporare la salsiccia nella ricetta:

Salsiccia di Tolosa con curry di lenticchie e carote

Ingredienti: 4 persone

- 2 o 3 salsicce di Tolosa tagliate a rondelle
- 200 g di lenticchie verdi o marroni (crude)
- 2 carote, tagliate a fette
- 1 patata dolce (facoltativa), tagliata a cubetti
- 1 cipolla tritata
- 2 spicchi d'aglio, tritati
- 1 pezzo di zenzero fresco (circa 2 cm), grattugiato
- 400 g di pomodori pelati (in scatola o freschi)

- 400 ml di latte di cocco (o latte di mandorle non
zuccherato per una versione più leggera)
- 2 cucchiai di olio d'oliva o olio di cocco
- 1 cucchiaio di curry in polvere (o a piacere)
- 1 cucchiaino di cumino in polvere
- 1 cucchiaino di curcuma in polvere
- Sale e pepe a piacere
- Coriandolo fresco per guarnire (facoltativo)

Preparazione:

1. Cottura delle lenticchie:
   - Sciacquate le lenticchie sotto l'acqua fredda e
scolatele.

2. Preparazione del curry:
   - In una pentola capiente o in una padella, scaldare
l'olio d'oliva o l'olio di cocco a fuoco medio.
   - Aggiungere la cipolla tritata e soffriggere per circa 5
minuti fino a quando diventa traslucida.
   - Incorporate l'aglio e lo zenzero, quindi fate rosolare
per 1 o 2 minuti finché non sprigionano i loro aromi.

3. Aggiungi le verdure:

   - Aggiungi le carote e le patate dolci (se le usi) nella padella. Cuocere per circa 5 minuti, mescolando.

4. Incorporazione di lenticchie e spezie:

   - Aggiungere le lenticchie, il curry, il cumino, la curcuma, sale e pepe. Mescolare bene per ricoprire le verdure e le lenticchie con le spezie.

5. Incorporazione di pomodori e latte di cocco:

   - Versare nel pentolino i pomodori schiacciati e il latte di cocco. Aggiungere anche un bicchiere d'acqua (circa 200ml) per diluire il composto.

   - Portare a ebollizione, quindi abbassare la fiamma e cuocere a fuoco lento coperto per circa 25-30 minuti, o fino a quando le lenticchie e le verdure saranno tenere. Mescolate di tanto in tanto e aggiungete un po' d'acqua se il composto dovesse risultare troppo denso.

6. Controllo del condimento:

   - Assaggia il curry e aggiungi sale, pepe o spezie a piacere.

1. Cottura delle salsicce:

- Nella stessa padella che usi per il curry, scalda un filo d'olio d'oliva a fuoco medio.

- Aggiungere le fette di salsiccia di Tolosa e farle rosolare per circa 5-7 minuti finché non saranno ben cotte. Rimuovi Li e prenotali.

2. Incorporazione di salsicce:

- Dopo aver aggiunto i pomodori pelati e il latte di cocco, rimettete le salsicce rosolate nella padella. Assicurati di mescolare bene in modo che tutto sia ben ricoperto dalla miscela di curry.

3. Misurazione:

- Lasciate cuocere il tutto come indicato, in modo che i sapori si amalgamano bene e le salsicce siano ben riscaldate.

4. Servizio:

- Servire il curry caldo, guarnendo se lo si desidera con coriandolo fresco.

Suggerimenti:

- Se volete che il piatto sia ancora più sostanzioso potete aggiungere durante le fasi di preparazione anche delle verdure come spinaci o cavolfiori.

- Questo piatto si abbina molto bene con la quinoa, il riso integrale o anche il pane integrale, a seconda delle vostre preferenze.

Godetevi questo piatto nutriente e confortante, che unisce il buon gusto delle lenticchie e delle verdure alla ricchezza della salsiccia di Tolosa!

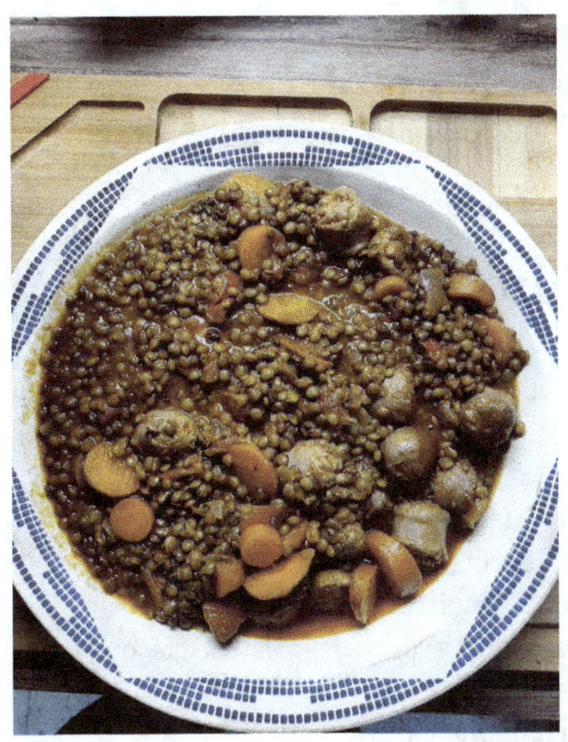

Salsiccia di Tolosa con curry di lenticchie e carote

Una ricetta gustosa e nutriente con zucchine, ceci, carote, broccoli e spezie come curry e cumino. Questo piatto può servire da 2 a 3 persone.

Verdure al curry e ceci

Ingredienti:
- Per il composto di verdure:
  - 1 zucchina, tagliata a cubetti
  - 1 carota, sbucciata e tagliata a fette
  - 1 tazza di broccoli, tagliati a pezzetti
  - 1 barattolo (400 g) di ceci, scolati e sciacquati
  - 1 cipolla tritata
  - 2 cucchiai di olio d'oliva
  - 2 spicchi d'aglio tritati (facoltativo)

- Per le spezie:
  - 1 cucchiaino di curry in polvere
  - 1 cucchiaino di cumino in polvere
  - 1/2 cucchiaino di paprika (per un po' di colore)

- Sale e pepe, a piacere
- 1/2 tazza di brodo vegetale o acqua (adattare alla consistenza desiderata)

Istruzioni:

1. Preparazione delle verdure:
   - In una padella grande o in una casseruola, scaldare l'olio d'oliva a fuoco medio. Aggiungere le cipolle e friggerle finché non diventano traslucide.
   - Aggiungere l'aglio (se utilizzato) e far rosolare per un altro minuto.

2. Aggiungi le verdure:
   - Aggiungere le carote e mescolare bene. Cuocere per circa 5 minuti.
   - Aggiungere le zucchine e i broccoli, quindi cuocere per altri 3-4 minuti, mescolando di tanto in tanto.

3. Incorporazione dei ceci:
   - Aggiungere nella padella i ceci sgocciolati. Mescolare bene per incorporare le verdure e i ceci.

4. Aggiungi le spezie:

  - Aggiungere il curry, il cumino, la paprika, sale e
pepe. Mescolare bene per ricoprire tutte le verdure con le
spezie.

  - Versare il brodo vegetale o l'acqua per favorire la
cottura e dare una consistenza leggermente cremosa.
Cuocere a fuoco lento per 5-10 minuti, finché le verdure
saranno tenere.

5. Miscelazione (opzionale):

  - Se preferite una consistenza morbida, potete trasferire
il composto in un frullatore e frullare fino ad ottenere la
consistenza desiderata. Se necessario potete aggiungere
anche un po' più di acqua o brodo.

6. Assaggia e servi:

  - Assaggiare e aggiustare il condimento se necessario.
Servire caldo, accompagnato, se lo si desidera, da riso,
quinoa o pane pita.
 Suggerimenti per la conservazione:
- Questo piatto si conserva bene in frigorifero, chiuso in
un contenitore ermetico, per 3-4 giorni.

- Puoi anche congelarlo per un uso successivo.
Assicurati di lasciarlo raffreddare completamente prima
di congelarlo.

 Variazioni:
- Sentiti libero di aggiungere altre verdure che hai a
portata di mano, come peperoni, spinaci o funghi.
- Per un'opzione piccante, aggiungi del peperoncino o
dei fiocchi di peperoncino.

Godetevi questo piatto confortante e nutriente!

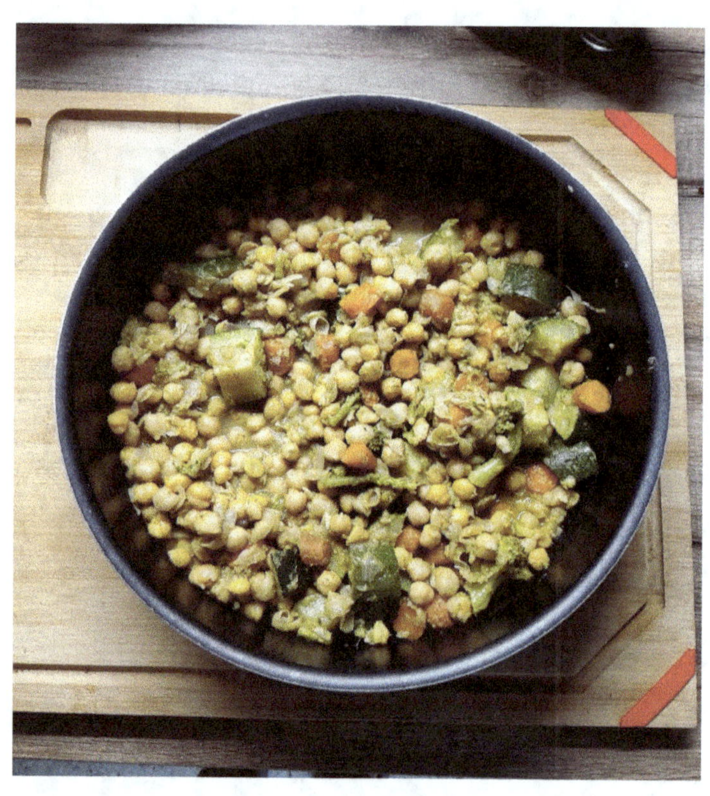

Curry di ceci con verdure

Ecco un'altra ricetta di indivia con petto di pollo gratinato, ideale per un pasto gustoso e a basso indice glicemico.

Indivia con petto di pollo gratinato

Ingredienti (per 4 persone):

- 4 indivie
- 400 g di petto di pollo (filetti), tagliato a cubetti
- 150 ml di crème fraîche leggera (o panna di soia per la versione senza lattosio)
- 100 g di formaggio grattugiato magro (es. formaggio di capra o mozzarella)
- 1 cucchiaio di olio d'oliva
- 1 spicchio d'aglio, tritato
- 1 cucchiaino di senape (facoltativo)
- Sale e pepe a piacere
- Noce moscata (facoltativa, per gusto))

- Prezzemolo fresco per guarnire (facoltativo)

Preparazione:

1. Preparazione dell'indivia:
   - Preriscaldare il forno a 200°C (390°F).
   - Tagliate l'indivia a metà nel senso della lunghezza ed eliminate il torsolo amaro. Potete anche sbollentarli in acqua bollente salata per 5 minuti, quindi scolarli. Questo aiuta a ridurre l'amarezza.

2. Cucinare il pollo:
   - In una padella, scaldare l'olio d'oliva a fuoco medio. Aggiungere l'aglio tritato e soffriggere per qualche minuto fino a doratura.
   - Aggiungere il pollo a dadini e cuocere finché non sarà ben dorato e cotto (circa 7-10 minuti). Condire con sale, pepe e noce moscata (se utilizzata).
   - Se lo desiderate, incorporate la senape per aggiungere un tocco di gusto.

3. Preparazione della salsa:
   - In una ciotola, mescolare la crème fraîche con un po' di sale, pepe ed eventualmente un po' di noce moscata.

4. Assemblare il piatto:
   - In una pirofila disporre l'indivia distesa. Distribuire il composto di pollo su l'indivia.
   - Versare la crema sull'invidia e sul pollo, facendo in modo che il tutto sia ben ricoperto.
   - Cospargere il formaggio grattugiato.

5. Cottura:
   - Cuocere la pirofila per circa 20-25 minuti, fino a quando la parte superiore sarà ben dorata e la salsa farà le bolle.

6. Servizio:
   - Servire caldo, guarnito con prezzemolo fresco se lo si desidera. Questo piatto si sposa bene con un'insalata verde come accompagnamento.

 Suggerimenti:
- Puoi anche aggiungere spezie come paprika o timo per variare i sapori.
- Per aumentare il contenuto di fibre potete servire questo gratin con un contorno di quinoa o di legumi.

Questo gratin di indivia con petto di pollo è delizioso e compatibile con una dieta a basso indice glicemico.

Buon appetito!

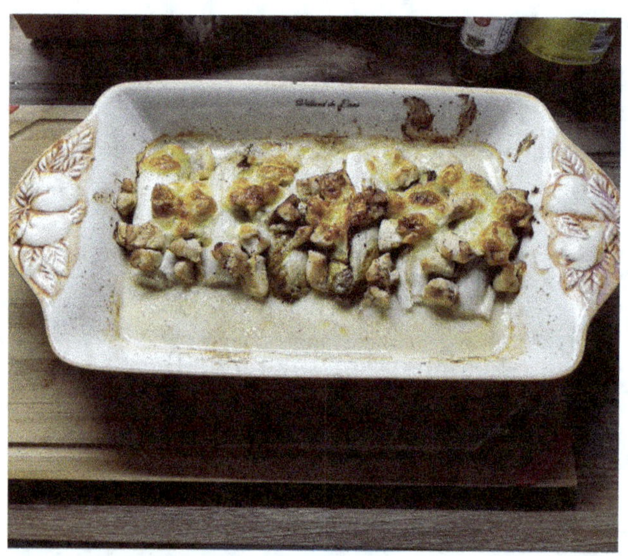

con crema di cocco, noce moscata, senape, gratinata con mozzarella

Ecco 1 ricetta per un dessert o uno spuntino

ricetta a base di acqua faba

L'Acqua Faba è il liquido rimasto dopo la cottura dei legumi, come i ceci. È un ottimo sostituto vegano degli albumi e può essere utilizzato in varie ricette, tra cui meringhe, mousse o maionese.

Definizione di acqua faba:
- Aqua faba: è il liquido denso e viscoso ottenuto cuocendo legumi come i ceci o utilizzando il liquido di governo di una lattina di legumi. Può essere utilizzato come sostituto degli albumi in molte ricette, soprattutto per le persone che seguono una dieta vegana o che soffrono di allergie alle uova.

Acqua Faba è un'alternativa versatile e preziosa nella cucina vegana, permettendo di creare piatti cremosi e leggeri senza prodotti di origine animale.

Torta al limone con Acqua faba

Ingredienti:
- 100 g di farina di avena (o farina a basso IG)
- 120 g di aquafaba (circa 1/2 tazza)
- 60 g di sciroppo d'acero o dolcificante a basso indice glicemico
- Succo e scorza di un limone (circa 30-40 g di succo)
- 10 g di lievito
- Un pizzico di sale

Istruzioni:
1. Preriscaldamento: preriscaldare il forno a 180°C (350°F). Foderate una tortiera con carta da forno oppure ungere leggermente.

2. Mescola gli ingredienti secchi: in una ciotola, unisci la farina d'avena, il lievito e il sale.

3. Preparare il composto umido: in un'altra ciotola, sbattere l'acqua fiaba con lo sciroppo d'acero, il succo di limone e la scorza di limone.

4. Unire gli impasti: Incorporare il composto umido agli ingredienti secchi. Mescolare delicatamente fino ad ottenere una pasta omogenea.

5. Cuocere al forno: versare l'impasto nella teglia preparata e livellare la superficie. Cuocere per 25-30 minuti o fino a quando uno stuzzicadenti inserito al centro risulta pulito.

6. Raffreddare e servire: lasciare raffreddare la torta nello stampo per 10 minuti prima di trasferirla su una gratella a raffreddare completamente. Servire liscio o con una leggera glassa a base di yogurt o composta di frutta.

Buon appetito!

Torta al limone Acqua faba

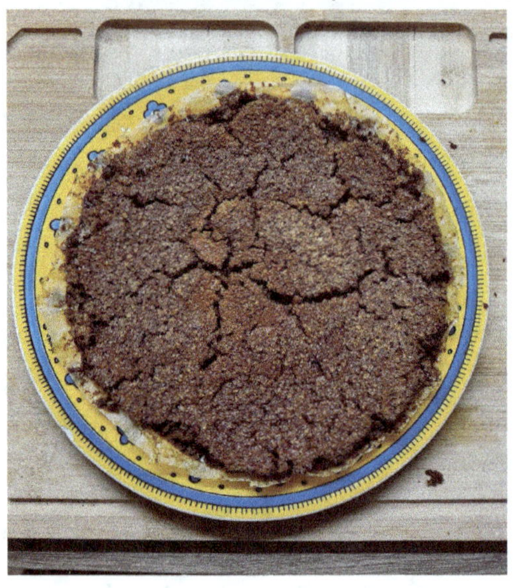

Ecco alcune ricette di frullati a basso indice glicemico che sono deliziosi e nutrienti. Questi frullati utilizzano ingredienti a basso indice glicemico per aiutarti a rimanere in salute soddisfacendo le tue voglie.

Frullato di cioccolato e banana

Ingredienti:
- 1 tazza di latte di mandorle o altro latte vegetale non zuccherato
- 1/2 banana (meglio se non troppo matura per un IG basso)
- 1 cucchiaio di cacao in polvere non zuccherato
- 1 cucchiaio di burro di mandorle o noci
- 1 manciata di spinaci (per nutrienti extra, facoltativo)
- Gelato (facoltativo)

Istruzioni:

1. Mescolare tutti gli ingredienti in un frullatore.
2. Frullare fino a ottenere un composto omogeneo.
3. Se necessario aggiustate con un altro po' di latte di mandorla.
4. Servire freddo.

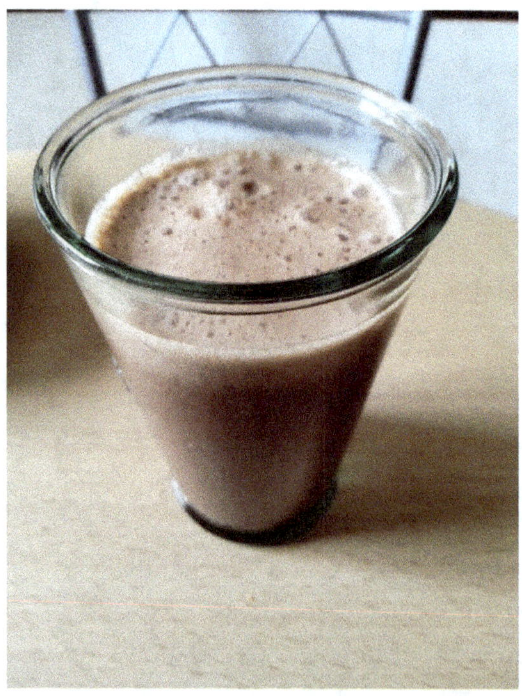

Frullato al cioccolato/banana

Frullato di pere e cannella

Ingredienti:
- 1 pera matura, sbucciata e affettata
- 1 tazza di latte di mandorle non zuccherato
- 1 cucchiaino di cannella
- 1 cucchiaio di semi di chia
- 1/2 cucchiaino di vaniglia (facoltativo)
- Gelato (facoltativo)

Istruzioni:
1. Metti tutti gli ingredienti nel frullatore.
2. Frullare fino a ottenere un composto liscio e cremoso.
3. Divertiti subito.

Osservazioni:
- Puoi sempre regolare la dolcezza dei tuoi frullati in base ai tuoi gusti e alle tue esigenze aggiungendo un dolcificante naturale (come un po' di miele, anche se ha un IG più alto in piccole quantità).
- I frullati possono essere leggermente personalizzati a seconda di ciò che hai in cucina, ma tieni presente di

scegliere frutta e verdura a basso indice glicemico per rimanere entro l'intervallo desiderato.

Buon frullato!

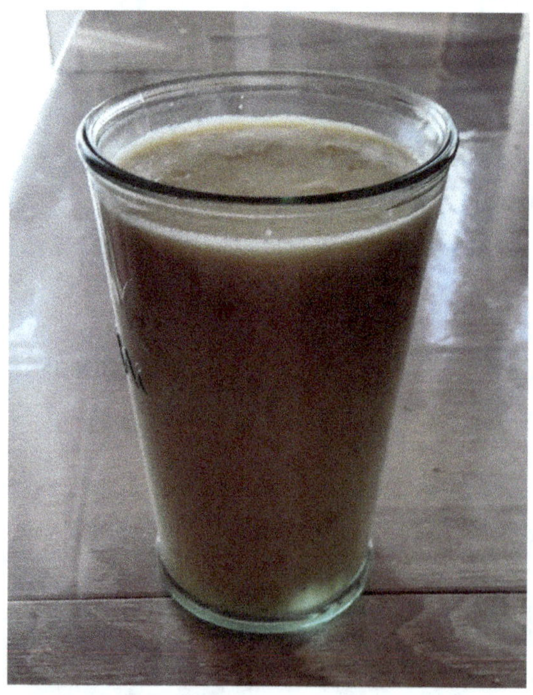

Pera/cannella

È possibile realizzare anche la composta con il corbezzolo, ed è un'ottima idea gustare questo frutto delizioso e meno conosciuto. Le piante di corbezzolo hanno un basso indice glicemico, che le rende compatibili con una dieta a basso indice glicemico (basso indice glicemico). Ecco una ricetta semplice per la composta di corbezzolo:

Composta di corbezzolo

Ingredienti:
- 500 g di corbezzolo (frutti maturi)
- da 1 a 2 cucchiai di sciroppo d'agave o un dolcificante a scelta (adattare a piacere)

- 1 cucchiaino di succo di limone
- Facoltativo: un pizzico di cannella o vaniglia per esaltare il gusto

Istruzioni:

1. Preparazione del corbezzolo:
  - Lavare bene le piante di corbezzolo per eliminare eventuali impurità. Eliminare i gambi ed eventuali pezzetti di foglie.

2. Cottura:
  - In un pentolino mettete il corbezzolo, il succo di limone e lo sciroppo d'agave. Potete aggiungere un po' d'acqua (circa 2-3 cucchiai) per evitare che si attacchi al fondo della padella.
  - Scaldare a fuoco medio, mescolando di tanto in tanto, finché i corbezzoli iniziano a disgregarsi e a rilasciare il loro succo (circa 10-15 minuti).

3. Miscelazione:
  - Una volta che la frutta sarà ben cotta, togliete la padella dal fuoco. Se preferite potete lasciare la

composta a pezzi oppure utilizzare un frullatore a
immersione per ottenere una consistenza liscia.

4. Regolazione del gusto:
  - Assaggia la composta e aggiusta il livello di dolcezza
aggiungendo altro sciroppo d'agave se necessario. Se
avete scelto di incorporare la cannella o la vaniglia,
aggiungetele a questo punto.

5. Raffreddamento:
  - Lasciare raffreddare la composta prima di trasferirla
in un barattolo o contenitore ermetico. Si manterrà in
frigorifero per diversi giorni.

Suggerimenti:
- Utilizzo: Questa composta può essere servita con
yogurt naturale, su pancake o anche come guarnizione
per dessert a basso indice glicemico.
- Variazioni: puoi aggiungere altra frutta come mele o
pere per variare i sapori.

Godetevi la vostra composta di corbezzolo, un modo
delizioso per gustare questo frutto mantenendo un basso
indice glicemico!

Composta di corbezzolo non filtrato

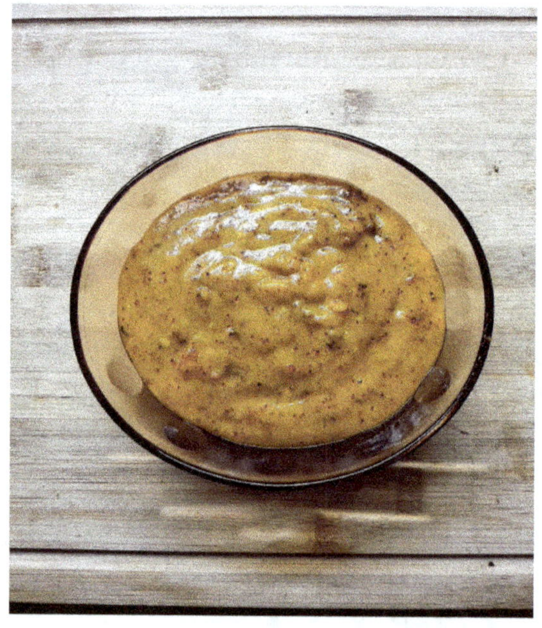

Composta di corbezzolo filtrata

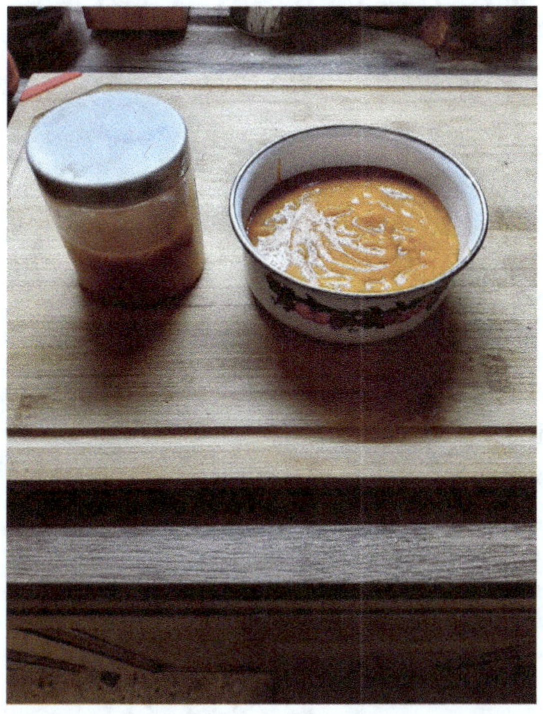

TORTE Dolci con Avena Okara

Ingredienti:
- 150 g di okara d'avoine
- 100 g di farina d'avena
- 2 banane mature, schiacciate
- 2 uova
- 50 g di miele o sciroppo d'acero
- 1 cucchiaino di cannella
- 1/2 cucchiaino di bicarbonato di sodio
- Un pizzico di sale
- 50 g di noci o mandorle tritate (facoltativo)

Istruzioni:

1. Preparare la miscela:
   - In una ciotola, unisci i fiocchi d'avena, i fiocchi d'avena, le banane schiacciate, le uova, il miele, la cannella, il bicarbonato e il sale. Aggiungi le noci se lo desideri.

- Mescolare fino ad ottenere una consistenza omogenea.

2. Cucinare le frittelle:
   - In una padella calda e leggermente unta, mettete il composto a cucchiaiate.
   - Cuocere ogni tortino per circa 3-4 minuti su ciascun lato fino a doratura.

3. Servire:
   - Servire caldo, eventualmente con un po' di yogurt o frutta fresca.

Biscotti di farina d'avena, banana, composta al posto del

miele, cannella, noce moscata, uvetta

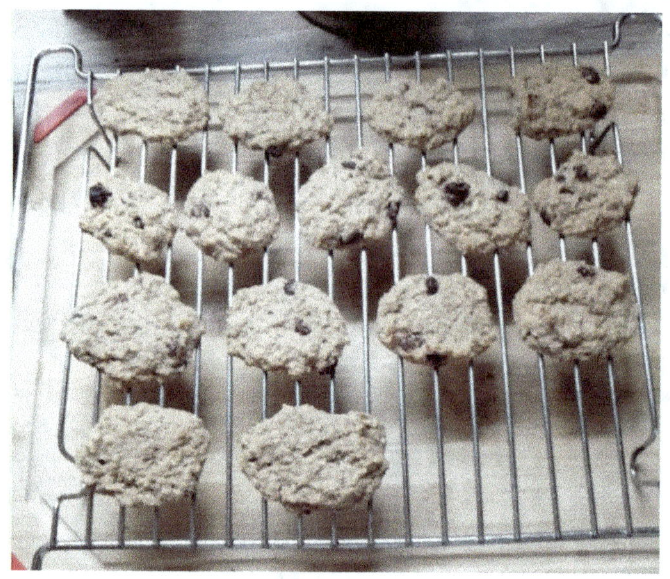

Ecco una ricetta di biscotti d'avena, farina d'avena e salsa di mele, con un tocco di cocco, che ha un basso indice glicemico. Questi biscotti sono sani, buonissimi e facili da preparare!

Biscotti con farina d'avena

Ingredienti

- Per i cookie:
  - 150 g di farina d'avena
  - 100 g di farina di avena
  - 100 g di salsa di mele senza zuccheri aggiunti (o purea di banane per un gusto diverso)
  - 50 g di olio di cocco fuso (o olio d'oliva)
  - 50 g di cocco grattugiato non zuccherato
  - 50 g di miele o sciroppo d'agave (adjusta piacere, o usare dolcificante se lo si desidera)
  - 1 cucchiaino di vaniglia
  - 1/2 cucchiaino di bicarbonato di sodio
  - 1/2 cucchiaino di cannella (facoltativo)

- 1 pizzico di sale
- 50 g di gocce di cioccolato fondente (facoltativo, scegliere gocce a basso indice glicemico)

Istruzioni

1. Preriscaldare il forno:
   - Preriscaldate il forno a 180°C (termostato 6) e foderate una teglia con carta da forno.

2. Miscelare gli ingredienti secchi:
   - In una ciotola capiente, unire la farina d'avena, la farina d'avena, il bicarbonato di sodio, la cannella e il sale.

3. Miscelare gli ingredienti umidi:
   - In un'altra ciotola, mescolare la salsa di mele, l'olio di cocco fuso, il miele (o lo sciroppo d'agave) e l'estratto di vaniglia.

4. Incorporazione di miscele:
   - Aggiungere il composto umido a quello secco e mescolare fino ad ottenere un composto ben

amalgamato. Se usate le gocce di cioccolato,
aggiungetele a questo punto.

5. Aggiunta del cocco:
  - Aggiungere il cocco grattugiato e mescolare ancora
fino a quando sarà ben incorporato.

6. Formare i biscotti:
  - Usando un cucchiaio, fai cadere delle porzioni di
impasto sulla teglia, lasciando un po' di spazio tra ogni
biscotto.

7. Cottura:
  - Cuocere per circa 12-15 minuti, o fino a quando i
bordi saranno leggermente dorati.

8. Raffreddamento:
  - Lasciate raffreddare i biscotti sulla teglia per qualche
minuto, poi trasferiteli su una gratella a raffreddare
completamente.

Buon appetito!

Questi biscotti ai fiocchi d'avena, fiocchi d'avena, salsa
di mele e cocco sono perfetti per uno spuntino sano.
Sono morbidi, nutrienti e deliziosi! Godere!

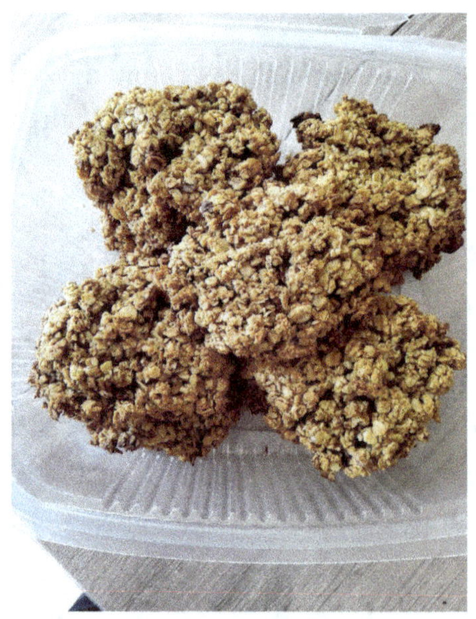

Biscotti alle mandorle

Ecco una ricetta di flan senza pasta frolla e a basso indice glicemico. Questo flan è leggero e gustoso, perfetto per un dessert goloso e senza sensi di colpa.

Flan senza pasta frolla a basso indice glicemico

Ingredienti:
- 500 ml di latte (o latte di mandorla non zuccherato per la versione senza lattosio)
- 3 uova
- 50 g di sciroppo d'agave o sciroppo d'acero (o un dolcificante a basso indice glicemico come stevia o eritritolo)
- 1 bustina di zucchero vanigliato o 1 cucchiaino di estratto di vaniglia
- 1 cucchiaio di amido di mais (o fecola di patate per la versione senza glutine)

- Un pizzico di sale

Istruzioni:

1. Preriscaldare il forno:
   - Preriscaldate il forno a 180°C (350°F).

2. Preparazione della miscela:
   - In un'insalatiera, sbattere le uova con lo sciroppo
d'agave (o dolcificante) e la vaniglia. Aggiungete poi il
sale e l'amido di mais, quindi mescolate bene fino ad
ottenere una pasta omogenea.

3. Aggiungi il latte:
   - Scaldate il latte in un pentolino a fuoco medio finché
sarà tiepido, senza farlo bollire. Aggiungete il latte
tiepido al composto di uova e zucchero e mescolate
bene.

4. Versare il composto:
   - Versare il composto in uno stampo per flan o in
stampini individuali, facendo attenzione a non riempirlo
eccessivamente (la preparazione si gonfierà un po'
durante la cottura).

5. Bagnomaria:

 - Disporre gli stampini in una pirofila riempita per
metà con acqua calda (doppia caldaia). Questo aiuterà il
flan a cuocere in modo uniforme e a rimanere morbido.

6. Cottura:

 - Cuocere per circa 30-40 minuti, o fino a quando lo
sformato sarà sodo al tatto e un coltello ne uscirà pulito.

7. Raffreddamento:

 - Lasciare raffreddare lo sformato a temperatura
ambiente, quindi riporlo in frigorifero per almeno 2 ore
prima di consumarlo.

 Suggerimenti:
- Caramello leggero: Se volete un tocco di caramello,
potete realizzare un caramello leggero con un
dolcificante come l'eritritolo (scaldandolo dolcemente
fino ad ottenere un colore dorato) e versarlo sul fondo
degli stampini prima di aggiungere la preparazione del
flan .
- Varianti: Puoi aggiungere scorza di limone o arancia
per un tocco di freschezza.

Questo flan è leggero, cremoso e perfetto per un dessert a basso indice glicemico. Gustatelo con frutta fresca per ancora più sapore!

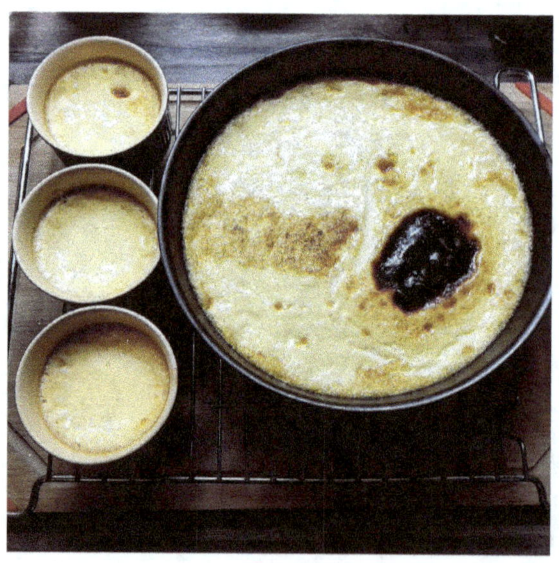

Flan senza impasto

Frutta Arrostita Con Spezie

- Ingredienti:
  - 2 mele o pere tagliate in quarti
  - 1 cucchiaio di olio d'oliva
  - 1 cucchiaino di cannella
  - 1/2 cucchiaino di noce moscata
  - Noci o mandorle per la croccantezza (facoltativo)

- Preparazione:
  1. Preriscaldare il forno a 200°C. Mescolare gli spicchi di frutta con l'olio d'oliva e le spezie.
  2. Disporre su una teglia rivestita con carta da forno e arrostire per 20-25 minuti.
  3. Servire caldo, accompagnato da yogurt naturale o da una pallina di sorbetto senza zucchero.

Questi dessert non sono solo deliziosamente appaganti, ma sono adatti anche ad una dieta a basso indice glicemico. Divertitevi insieme alla vostra famiglia e ai vostri amici!

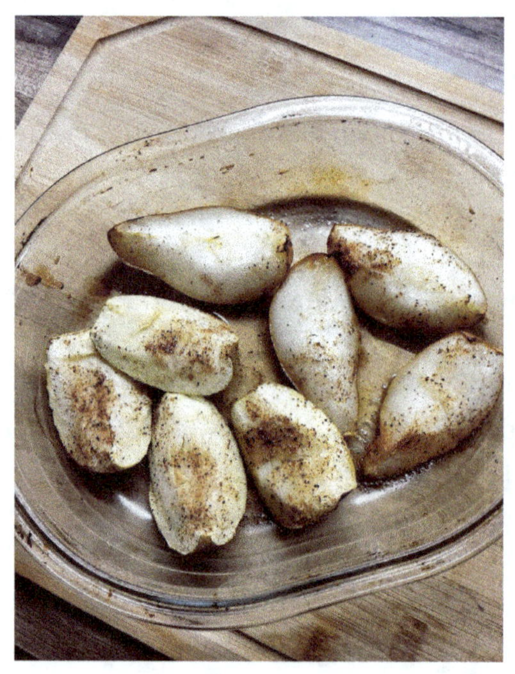

Mele e pere tostate, cannella e noce moscata

Prepara una torta utilizzando farina di grano saraceno, uova, banane, lievito o lievito in polvere e cocco grattugiato, sostituendo lo zucchero con miele o zucchero muscovado. Ecco una ricetta semplice adatta agli alimenti a basso indice glicemico:

Torta di grano saraceno e banana

Ingredienti:
- 200 g di farina di grano saraceno
- 2 uova
- 2 banane mature (dalle quali deriva un sapore dolce e umido)
- 1 bicchierino di latte vegetale a scelta
- 1 bustina di lievito (o lievito per dolci)
- 50 g di cocco grattugiato

- da 2 a 3 cucchiai di miele o zucchero muscovado
(aggiustare a piacere)
- 1 piccolo pizzico di sale
- Alcune noci o semi per la croccantezza (facoltativo)

 Istruzioni:
1. Preriscaldamento Preriscaldate il forno a 180°C
(termostato 6).
2. Preparazione delle banane In una ciotola capiente,
schiacciare le banane con una forchetta fino ad ottenere
una purea.
3. Mescolare gli ingredienti umidi: aggiungere le uova e
il miele o lo zucchero muscovado, il latte alla banana
schiacciata e mescolare bene.
4. Aggiungi gli ingredienti secchi in un'altra ciotola,
mescola insieme la farina di grano saraceno, il lievito, il
cocco grattugiato e il sale. Successivamente incorporare
questo composto agli ingredienti umidi.
5. Miscela finale: mescolare delicatamente finché gli
ingredienti non saranno ben amalgamati. Se lo si
desidera, a questo punto aggiungere noci o semi.
6. Cottura:
Versare l'impasto in una tortiera precedentemente unta o
rivestita con carta da forno. Cuocere per circa 30-35

minuti, o fino a quando un coltello inserito al centro esce
pulito.
7. Raffreddamento: Lasciare raffreddare la torta per
qualche minuto nello stampo, quindi sformare e lasciare
raffreddare completamente su una griglia.

 Consiglio :
- Puoi aggiungere spezie come cannella o vaniglia per
più sapore.
- Per una consistenza più morbida, se preferite,
potete sostituire parte della farina di grano saraceno
con farina di mandorle.

Questa torta è nutriente e ideale per una merenda o un
dessert, pur avendo un basso indice glicemico grazie
all'utilizzo degli ingredienti citati. Buon appetito!

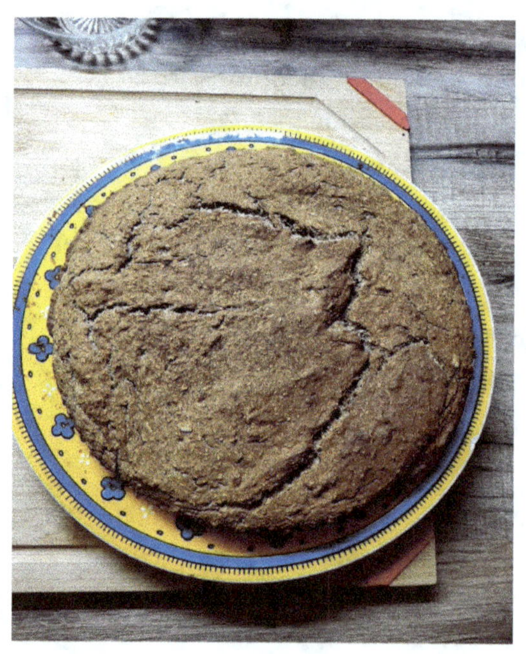

Torta di grano saraceno e banana

Il burro di arachidi è un ottimo ingrediente per dolci e snack gustosi e nutrienti. Ecco alcune idee creative per integrarlo nelle vostre ricette, garantendo allo stesso tempo un basso indice glicemico:

Frullato di mele e burro di arachidi con semi di Chia

Ingredienti:
- 1 tazza di latte scremato o 1/2 tazza di ricotta
- 1 mela tagliata a pezzi (se preferisci puoi usare anche 1/2 arancia o una pera)
- Da 1 a 2 cucchiai di burro di arachidi senza zucchero
- 1 cucchiaio di semi di chia
- Un po' di cocco grattugiato (zucchero vanigliato, a vostro gusto)
- Qualche cubetto di ghiaccio (facoltativo, a seconda della consistenza desiderata)

Istruzioni:

1. In un frullatore, aggiungere il latte scremato o la ricotta.

2. Aggiungi i pezzi di mela, il burro di arachidi, i semi di chia e il cocco.

3. Frullare fino a ottenere un composto omogeneo. Se volete una consistenza più fredda aggiungete dei cubetti di ghiaccio e frullate ancora.

4. Assaggia e, se necessario, aggiusta la dolcezza con lo zucchero vanigliato.

5. Versa in un bicchiere e buon appetito!

Questo frullato è ricco di proteine e fibre, ideale per una colazione o uno spuntino nutriente. Potete anche personalizzare questa ricetta secondo i vostri gusti!

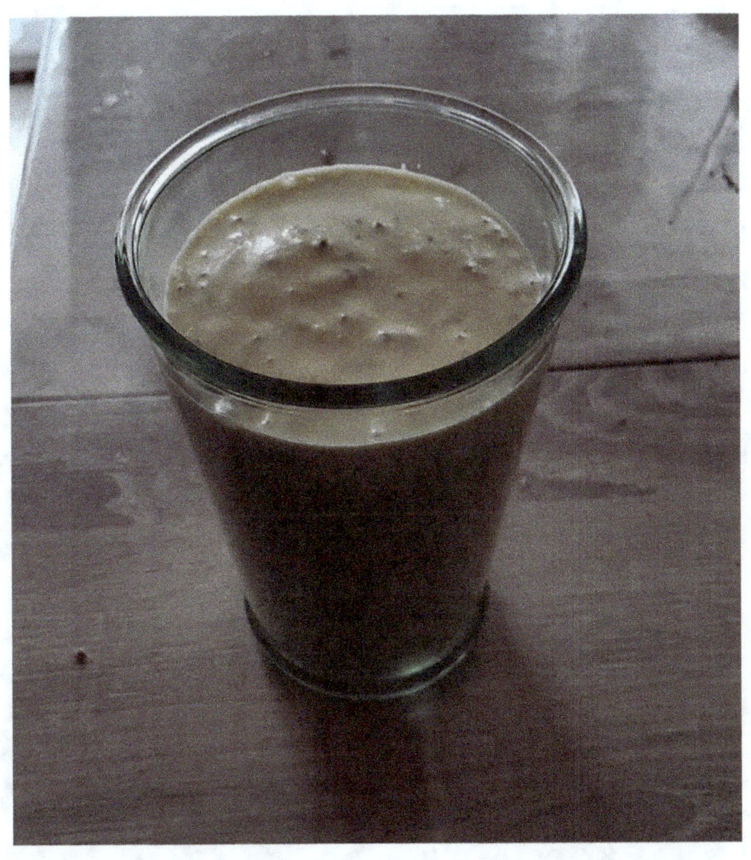

Frullato 1/2 arancia, ricotta, burro di arachidi senza
zucchero, semi di chia, cocco grattugiato

Fette di mela con burro di arachidi

Un modo semplice e veloce per gustare il burro di arachidi è spalmarlo sulle fette di mela. Questo rende uno spuntino croccante e salutare! Aggiungi un pizzico di cannella per ancora più sapore.

Queste idee ti permetteranno di utilizzare deliziosamente il burro di arachidi nei tuoi dolci e snack mantenendo un basso indice glicemico. Godere!

Palline energetiche al burro di arachidi

Ingredienti
- 1 tazza di farina d'avena (preferisci l'avena a cottura rapida per una consistenza più fine)
- 1/2 tazza di burro di arachidi naturale, senza zuccheri aggiunti
- 1/4 tazza di miele o sciroppo d'agave (aggiustare a piacere)
- 1/4 tazza di semi di chia o di lino (per fibre)
- 1/4 tazza di cioccolato fondente tritato (almeno il 70% di cacao)
- Opzionale: cocco grattugiato o frutta secca (senza zuccheri aggiunti)

Istruzioni:
1. In una ciotola capiente, mescolare tutti gli ingredienti fino a quando non saranno ben amalgamati.
2. Formare delle palline con il composto e disporle su una teglia ricoperta con carta da forno.

3. Conservare in frigorifero per almeno 30 minuti prima di gustarlo. Conservate le palline in un contenitore ermetico nel frigorifero.

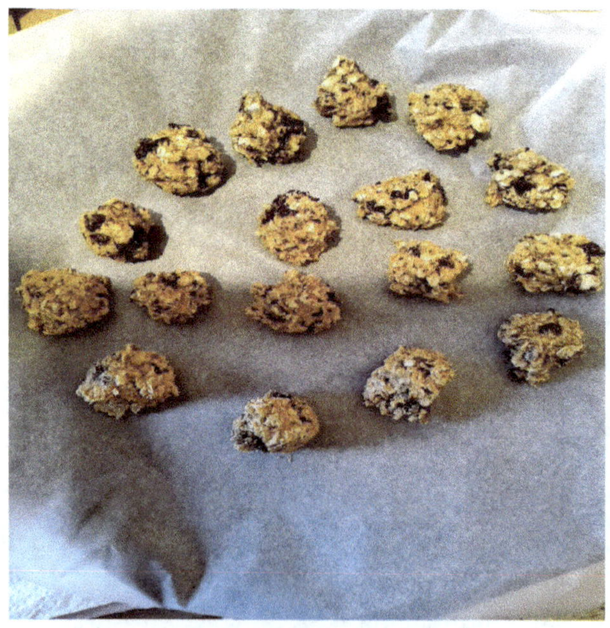

palline energetiche burro di arachidi, gocce di cioccolato

Idee per i pasti a basso indice glicemico:

menu completamente bilanciato e gustoso nel rispetto di un basso indice glicemico (basso IG), ecco una valutazione dei piatti scelti:

1. Polpette di pesce speziate

- Benefici: Le polpette di pesce sono ricche di proteine, ottime per la sazietà e la salute. Le spezie possono anche fornire benefici antinfiammatori.
- Suggerimenti: per mantenere il pasto a basso IG, assicurati di scegliere attentamente gli ingredienti, in particolare la farina utilizzata per legare le polpette, ed evitare di aggiungere ingredienti ricchi di zucchero.

2. Salsa allo yogurt

- Benefici: lo yogurt, in particolare lo yogurt bianco senza zuccheri aggiunti, è ricco di proteine e probiotici, che favoriscono la salute dell'apparato digerente.
- Suggerimenti: potete arricchire la salsa con erbe fresche (come menta o prezzemolo) o spezie (come il cumino) per migliorare il sapore.

 3. Insalata di bulgur con verdure

- Benefici: il bulgur ha un IG moderato, ma rimane relativamente inferiore rispetto ad altri tipi di carboidrati raffinati. È ricco di fibre e sostanze nutritive.
- Suggerimenti: assicurati di utilizzare una varietà di verdure fresche (come pomodori, cetrioli, peperoni e spinaci) per massimizzare le vitamine e i minerali nell'insalata. Evitare salse dolci per condire.

4. Due formaggi svizzeri con composta di corbezzolo

- Benefici: i Petits suisses sono un'eccellente fonte di
proteine e hanno un contenuto relativamente basso di
carboidrati. La composta di corbezzolo, se senza
zuccheri aggiunti, può fornire un tocco di dolcezza
mantenendo un IG basso, perché le piante di corbezzolo
hanno un IG relativamente basso.
- Suggerimenti: Se utilizzate una composta già pronta,
controllate l'etichetta per assicurarvi che non ci siano
zuccheri aggiunti. Puoi anche preparare la tua composta
senza zucchero.

Conclusione

Questo pasto sembra ben bilanciato con proteine, grassi
buoni e carboidrati adatti, pur essendo ricco di verdure.
Assicurati solo di controllare le porzioni e di scegliere
ingredienti senza zuccheri aggiunti per rimanere davvero
a basso indice glicemico.
Questo dovrebbe permetterti di goderti il tuo pasto in
tutta tranquillità! Buon appetito!

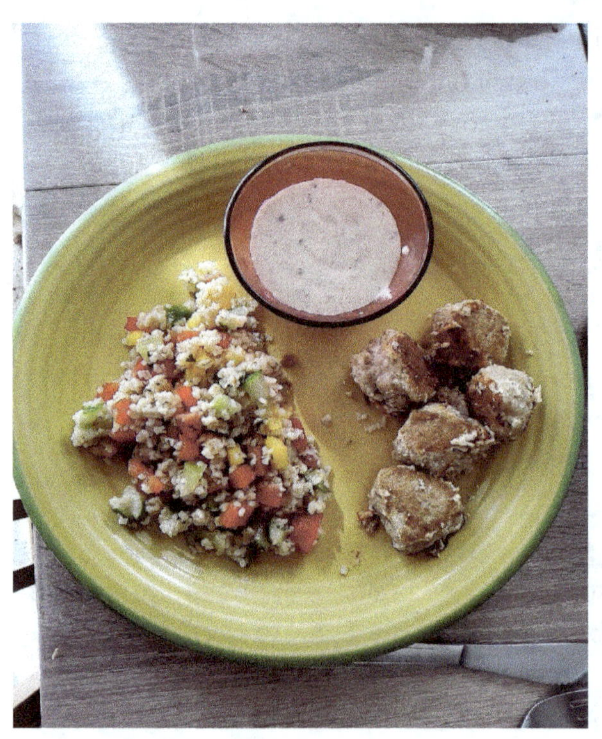